AF603176

LES

EAUX CONTAMINÉES

ET LE CHOLÉRA

Td⁵⁷
903

BOURLOTON. — Imprimeries réunies, A, rue Mignon, 2, Paris.

LES
EAUX CONTAMINÉES
ET LE
CHOLÉRA

MÉMOIRE PRÉSENTÉ A L'ACADÉMIE DE MÉDECINE
DANS SA SÉANCE DU 14 OCTOBRE 1884

PAR

M. LE Dr MAREY
Membre de l'Institut et de l'Académie de médecine
Professeur au Collège de France

PARIS
G. MASSON, ÉDITEUR
LIBRAIRE DE L'ACADÉMIE DE MÉDECINE
BOULEVARD SAINT-GERMAIN, 120

1884

LES

EAUX CONTAMINÉES

ET LE

CHOLÉRA

MÉMOIRE PRÉSENTÉ A L'ACADÉMIE DE MÉDECINE
dans sa séance du 14 octobre 1884

Depuis sa première apparition en Europe, chaque fois que le choléra s'y est montré à l'état épidémique, il a donné lieu à des enquêtes pour rechercher les conditions dans lesquelles cette maladie se propage et pour trouver les moyens d'en arrêter la marche envahissante.

En 1832, on ne savait du choléra qu'une chose, c'est qu'il venait de l'Inde, et que des bouches du Gange, son lieu d'origine, on le suivait depuis quinze ans d'étape en étape à travers le continent indien, la Chine, la Russie et le nord-est de l'Europe. En présence d'un mal inconnu, le corps médical et l'administration prescrivirent toutes les mesures que pouvaient suggérer les notions générales de l'hygiène, tandis qu'une Commission composée de dix membres choisis parmi les ingénieurs, les médecins et les fonctionnaires les plus éminents était chargée de préparer un rapport *sur la marche et les effets du choléra morbus dans Paris et les communes rurales du département de la Seine*. Le rapport qui parut en 1834 est une œuvre considérable dans laquelle la Commission a passé en revue toutes les conditions qui pouvaient avoir influé sur le chiffre de la mortalité. Elle a dressé la statistique des décès suivant l'âge, le sexe, la profession; elle a recherché, pour les différents quartiers de Paris et de sa banlieue, l'influence de la densité de la population, celles de l'altitude du terrain, de la sécheresse, de l'humidité, de l'orientation des maisons; elle a voulu savoir si la quantité d'eau tombée à différentes époques, si la direction du vent, si la température avaient eu quelque action marquée sur l'intensité de l'épidémie. Et les rapporteurs sont arrivés, après tant d'efforts, à cette désolante conclusion qu'on ne pouvait encore saisir aucune des causes qui président à la propagation de la maladie (1).

Mais, en même temps, l'Académie de médecine faisait appel aux praticiens de province qui avaient eu occasion d'observer le choléra dans les différentes régions de la France. Les documents qu'elle a reçus, extrêmement nombreux, se sont accrus encore lors des épidémies ultérieures; ils ont été soigneusement analysés et ont fait l'objet de deux importants rapports, l'un de Briquet pour les épidémies antérieures à l'année 1850, l'autre de Barth pour les années 1854 et 1855. Ces rapports ont montré que l'enquête portant sur les départements n'a pas été stérile et que les plus petites localités sont celles où il est le plus facile de suivre la propagation de la maladie. Les petits villages où un seul médecin peut voir tous les malades, connaître leurs relations de voisinage ou de parenté, leurs habitudes d'hygiène, assister aux premiers symptômes et aux différentes phases de la maladie, telles sont les localités où il faut porter l'enquête pour trouver d'utiles renseignements. C'est aujourd'hui une vérité acquise, un principe établi pour tous les médecins qui s'occupent spécialement des maladies épidémiques.

Est-ce à dire que les enquêtes générales soient inutiles? Personne, je suppose, ne me prêtera cette pensée. Mais les grandes statistiques ne livrent que difficilement les vérités qu'elles ren-

(1) De ces premières statistique ressort pourtant un fait remarquable, c'est que le chiffre des décès a été très fort chez les blanchisseurs : il y en a eu à Paris 165; aucune profession urbaine n'a donné pareille mortalité. Le rapport signale en outre comme influences qui prédisposent au choléra, la misère et la malpropreté.

ferment; il faut qu'une idée directrice en conduise l'interprétation et, mieux encore, qu'elle ait dirigé l'enquête elle-même.

De l'épidémie de 1832 à celle de 1855, un certain nombre de faits relatifs à la propagation du choléra ont été mis en lumière par les observations faites en différents pays. D'autre part, la théorie des maladies épidémiques et contagieuses a subi dans ces dernières années une révolution véritable. Le moment paraît venu de rechercher si la théorie nouvelle présente avec les faits d'observation la concordance nécessaire.

De la lecture des rapports de Briquet et de Barth, ainsi que du dépouillement des documents originaux appartenant à l'Académie (1), ressortent un certain nombre de faits qui semblent bien établis. Permettez-moi de les énumérer sommairement.

A. Le choléra épidémique présente différents degrés d'intensité, depuis la diarrhée simple et la cholérine plus ou moins grave jusqu'au choléra algide et asphyxique amenant la mort en quelques heures. On a appelé *constitution médicale cholérique* les dérangements gastriques ou intestinaux qui coexistent souvent avec le choléra épidémique.

B. Le choléra se transmet par l'homme; il voyage avec lui par terre ou par mer et se propage plus ou moins vite suivant la rapidité des moyens de locomotion dont l'homme dispose. Dans une localité indemne, on voit d'ordinaire apparaître le choléra après l'arrivée d'un individu venant d'un pays où règne la maladie. Il n'est pas indispensable que le sujet importateur du choléra en soit atteint lui-même; il peut n'avoir qu'une diarrhée cholérique.

C. Le principe contagieux du choléra semble résider dans les déjections intestinales des malades.

D. Des objets ayant servi à des cholériques, leurs vêtements, des linges souillés de leurs déjections, ont transmis le choléra dans des localités plus ou moins éloignées où ils avaient été envoyés. Ces objets ont conservé parfois pendant plusieurs

(1) Dans ce dépouillement, j'ai été secondé avec beaucoup de zèle par M. le docteur Socquet et par M. Lebreton, interne à l'hôpital Lariboisière.

semaines leurs propriétés nocives. Des aliments préparés dans la maison d'un cholérique, puis emportés dans une autre maison, ont communiqué le choléra à la plupart de ceux qui en ont mangé.

E. Beaucoup de sujets semblent réfractaires au choléra; on a vu souvent des individus s'exposer à toutes les conditions dans lesquelles la maladie se transmet habituellement et n'en éprouver aucun accident.

F. On a pu, dans certains cas, déterminer le temps qui s'est écoulé entre l'action des causes ci-dessus indiquées et l'apparition du choléra. La durée minima d'incubation de la maladie paraît être de douze à vingt-quatre heures.

G. Le choléra sévit plus fréquemment dans les villes que dans les campagnes; mais la mortalité relative, c'est-à-dire le rapport des décès au nombre des habitants, est plus grande dans les campagnes que dans les villes.

H. La maladie sévit généralement avec plus de rigueur sur les populations pauvres que sur les classes riches ou aisées.

I. De toutes les professions, c'est celle de blanchisseur qui donne la plus forte mortalité dans les épidémies de choléra.

K. Les temps chauds et secs ont souvent été signalés comme augmentant l'intensité de l'épidémie. Le vent soufflant d'une localité où règne le choléra l'aurait parfois transmis à quelques kilomètres de distance.

L. Les régions situées à une grande altitude échappent ordinairement au choléra; celui-ci sévit, au contraire, davantage dans les lieux bas et le long des rivières. Dans les villages situés sur des cours d'eau, le choléra se montre parfois successivement à quelques jours de distance, en suivant la direction du courant lui-même.

M. Les violents orages et les grandes pluies précèdent très souvent d'un jour ou deux l'apparition du choléra dans une localité, ou amènent une aggravation de l'épidémie si la maladie régnait déjà (1).

(1) Cette coïncidence est l'une des plus frappantes et des plus fréquemment signalées. Dans un grand nombre de pays, l'épidémie a subi des aggravations répétées à la suite d'orages successifs.

N. Lorsque les déjections cholériques s'infiltrent dans le sol, souillent les puits, les citernes ou les rivières auxquelles on s'approvisionne d'eau potable, le choléra s'observe souvent chez les personnes qui boivent de ces eaux.

O. Dans les épidémies de choléra, certains quartiers, certaines rues, certains groupes de maisons sont le siège d'une très forte mortalité. Un grand nombre de ceux qui séjournent dans ces localités sont frappés. Si les habitants de ces foyers cholériques transportent ailleurs leur domicile, on voit souvent l'épidémie s'éteindre.

P. Les établissements fermés : prisons, collèges, couvents, asiles, etc., échappent ordinairement au choléra; mais, s'il y pénètre, il y sévit souvent avec une extrême gravité.

Tels sont les principaux faits que l'observation a révélés. La théorie parasitaire ou microbienne les explique tous; bien plus elle doit nous conduire à spécifier d'une manière précise les voies par lesquelles les germes infectieux pénètrent le plus habituellement dans l'organisme.

En restant d'accord avec les faits observés, on peut admettre avec notre illustre collègue Pasteur, qu'il n'émane d'un sujet atteint de choléra aucun élément contagieux volatil dangereux pour ceux qui le respirent. Les sueurs et les déjections du malade sont inoffensives pour ceux qui l'approchent et lui donnent des soins, et même pour le médecin qui, dans les autopsies, recherche les lésions caractéristiques du choléra.

Et cependant ces déjections contiennent le germe de la maladie, l'organisme figuré, dont la détermination n'est pas encore faite, mais dont la raison nous affirme l'existence. C'est que les liquides retiennent jusqu'à leur complète évaporation les particules solides, même les plus ténues qu'ils renferment. Mais aussitôt que ces matières sont desséchées, elles tombent en poussière au moindre contact et livrées au souffle de l'air pénètrent dans l'organisme des individus sains qui les reçoivent.

On peut hésiter encore sur la voie habituelle d'introduction de ces poussières nocives, sur la question de savoir si elles entrent dans les poumons avec l'air respiré, ou si elles souillent les muqueuses digestives d'une manière plus ou moins directe. On comprend toutefois que la malpropreté des habitations, la négligence des soins du corps, si fréquentes chez les classes pauvres (*H*) et dans les campagnes, l'habitude fâcheuse de préparer les aliments et de manger dans la chambre des malades, accroissent les chances de transmission de la maladie (*G*) ; on conçoit que la chaleur et la sécheresse de l'air, hâtant la dessiccation des matières cholériques, augmentent le danger (*K*); on s'explique comment des linges, des vêtements souillés portent avec eux la matière contagieuse (*D*), comment les blanchisseuses qui manient des linges depuis longtemps desséchés sont particulièrement exposées à contracter la maladie (*I*), et comment cette profession, dans laquelle pourtant on n'approche pas des malades, paye aux épidémies un plus lourd tribut que celle d'infirmier.

C'est, du reste, d'après cet ordre d'idées qu'on a conseillé, comme mesure préventive, de plonger dans l'eau, à défaut d'une solution désinfectante, les linges salis par les cholériques (1). On pourrait ajouter que dans les locaux affectés aux malades atteints du choléra, il serait utile d'enduire d'huile ou de glycérine les murs et le plancher, afin que ces parois, toujours humides, retiennent les poussières atmosphériques.

Mais en dehors de ce mode de transport des germes cholériques, il en est un autre qui semble être plus fréquent encore : c'est l'infection des eaux potables par les déjections des malades.

La démonstration d'un pareil danger a été surabondamment faite pour la transmission de la fièvre typhoïde ; l'examen des documents recueillis sur les épidémies de choléra montre que la contamination des eaux ne joue pas un rôle moins important dans la propagation de cette maladie.

Cette idée, de la contagion par les eaux, est largement répandue dans le peuple, qui la traduit parfois brutalement en disant que les puits ont été empoisonnés ; en revanche, elle trouve

(1) Mais il faut se garder de plonger des linges souillés dans l'eau courante, de peur de polluer une eau qui sera peut-être employée en boisson.

beaucoup de résistance de la part des médecins. Et pourtant, depuis les anciennes épidémies de l'Inde jusqu'à celles qui ont été observées dans nos plus petits villages, on peut souvent suivre l'action des eaux pour le transport et la propagation du choléra. Cette influence est à chaque instant signalée par les observateurs, mais c'est aux vapeurs de ces eaux, aux brouillards qui en émanent, à l'humidité qu'elles entretiennent dans leur voisinage qu'est attribuée leur fâcheuse influence. Presque jamais, dans les observations françaises du moins, on ne tient compte du danger qu'il y a d'introduire dans l'organisme humain les germes du choléra par l'ingestion d'eau contaminée.

Ce fut presque une nouveauté lorsque en 1873 le docteur Blanc, chirurgien-major dans l'armée britannique, exposa au Congrès de l'Association française pour l'avancement des sciences les idées qui ont cours en Angleterre sur la transmission du choléra par les eaux prises en boisson et cita des exemples nombreux où ce mode de transmission est évident.

En Angleterre, le docteur Snow avait déjà relaté l'observation mémorable d'un quartier tout entier de Londres dans lequel le choléra avait été introduit, distribué en quelque sorte dans chaque maison avec les eaux potables contaminées à leur source. L'histoire de la pompe de Broad-Street est pour les médecins anglais un enseignement inoubliable et dont le monde entier doit profiter. Rien ne manque à cette observation pour la rendre terriblement instructive.

Toutefois, comme le rôle des eaux souillées par les déjections cholériques n'est pas encore considéré chez nous comme prédominant dans la propagation des épidémies, j'ai entrepris de rechercher dans certaines localités frappées par le choléra, quelle pouvait avoir été la part de cette influence.

Avant d'exposer le résultat de cette enquête limitée, il est bon de rappeler que la transmission du choléra par les eaux rend compte de certains faits inexplicables par le seul transport des germes avec les poussières atmosphériques.

Le choléra, avons-nous dit, suit fréquemment les cours d'eau et se propage souvent dans le sens du courant (*L*). On n'exigera pas que ce soit là une règle absolue, puisqu'il y a pour la maladie d'autres voies de transmission et qu'entre villages voisins, si les communications par terre sont faciles, il existe entre les habitants une infinité de relations. Il est pourtant difficile d'attribuer au seul hasard ces exemples de séries de villages traversés par un cours d'eau et envahis, à des dates successives, dans le sens même du courant.

La carte ci-jointe (n° 1), dressée d'après une statistique de Noirot, pendant l'épidémie de 1854, dans le département de la Côte-d'Or, montre comment, sur le trajet de deux petites rivières, la Tille et la Bèze, qui se jettent dans la Saône, le choléra est apparu à des dates successives, en suivant le cours de l'eau.

Notons que ce mode d'introduction de la maladie expliquerait peut-être l'apparition du choléra dans certaines localités qui n'ont eu aucune relation avec les pays contaminés. Cette influence des eaux implique nécessairement que les habitants des villages infectés en aient fait usage pour leur boisson.

Quant à la contamination du ruisseau lui-même, elle s'explique aisément par la vicieuse habitude qu'ont les gens de la campagne de répandre au hasard les déjections cholériques. Entraînées par les pluies, ces matières souilleront nécessairement les cours d'eau, les fontaines et les puits peu profonds. L'influence mystérieuse des orages sur l'apparition des épidémies ou sur l'accroissement de la mortalité n'a plus rien qui étonne (*M*), et le court délai de vingt-quatre heures après lequel apparaissent ordinairement ces cas nouveaux, est en parfaite coïncidence avec ce que l'on sait de la courte durée de l'incubation cholérique (*F*).

La production de foyers épidémiques localisés dans certaines rues ou dans certaines maisons (*O*) semble être la conséquence nécessaire de la contamination des eaux potables. Autour d'un puits malsain, au bord d'une rivière souillée, le groupe d'habitants qui s'y approvisionne d'eau est exposé à la contagion. Et ce ne sont pas seulement les habitants ordinaires de ces maisons qui boivent de cette eau, mais l'étranger, l'ami qui vient

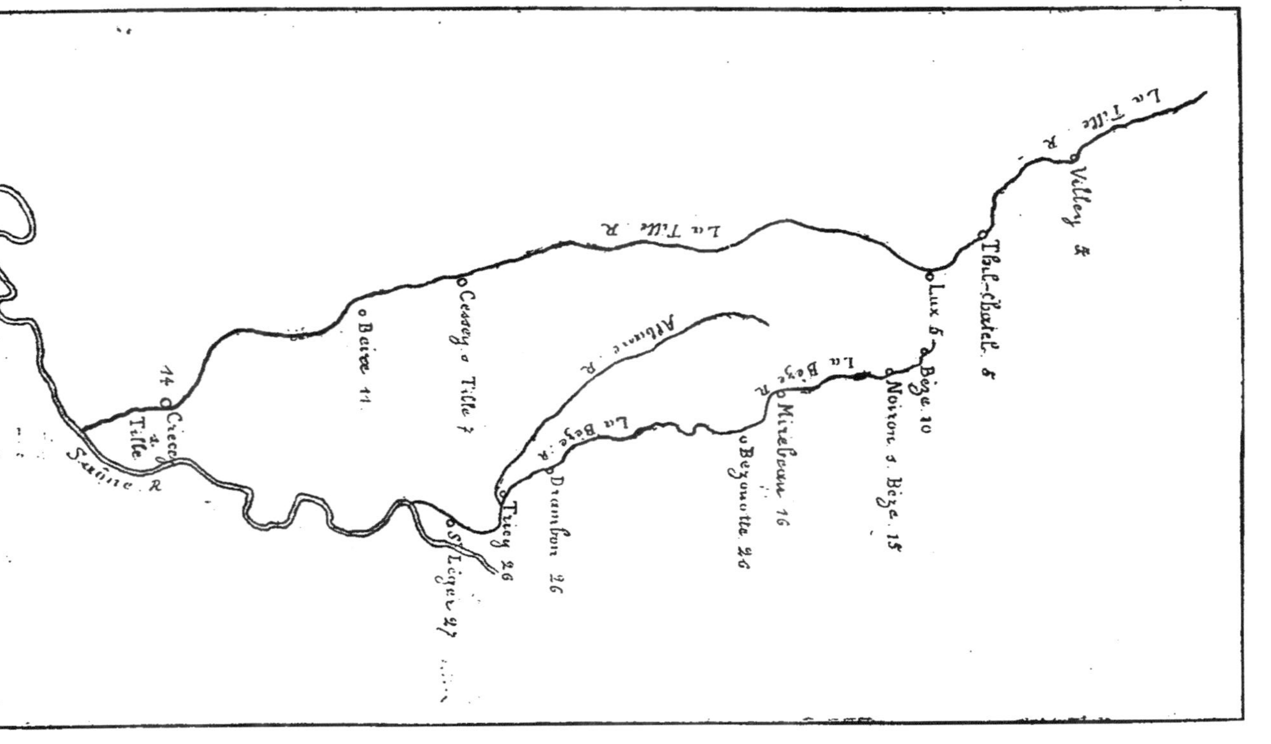

Fig. 1. — Carte des invasions successives du choléra le long de la Tille et de la Bèze, avec la date de chaque invasion.

s'établir au chevet des malades et leur donner des soins boit et mange chez eux, et subit également l'influence des eaux souillées.

Lorsque, terrifiés par l'intensité du fléau, les habitants de ces quartiers décimés émigrent ailleurs, quelques-uns, déjà en puissance de maladie, auront peut-être le choléra, mais l'entourage de ces malades, soustrait à l'action des eaux contaminées, ne présente plus de nouvelles victimes.

L'immunité de certaines villes alimentées par des eaux de sources ou par des torrents rapides, s'explique par la pureté même de ces eaux. Et si la ville de Versailles a pu être présentée comme faisant exception à cette règle, une note récente du docteur Rabot a réhabilité les eaux qu'on y emploie pour l'alimentation publique.

Enfin la marche de l'épidémie dans les prisons, les couvents, les établissements d'instruction, les asiles d'aliénés, montre que ces établissements, généralement fermés aux causes de transmission de l'épidémie par les personnes venant du dehors, sont très souvent indemnes. Mais, si une rivière qui les traverse ou si une canalisation leur apporte de l'eau souillée pour les usages alimentaires, tous les habitants de ces maisons sont soumis à l'influence nocive et le choléra fait parmi eux de grands ravages (*P*).

Enfin, la pollution des eaux croissant avec le nombre même des diarrhées cholériques, et d'autre part, la répétition quotidienne de l'intoxication ne sauraient-elles expliquer la gravité croissante des troubles digestifs qui s'observent sur la population entière d'un pays (*A*) avant l'explosion du choléra confirmé ?

Ces constitutions médicales à gravité progressive ne seraient-elles pas l'expression d'une augmentation graduelle dans la proportion des éléments contagieux contenus dans les eaux potables ?

Qu'on me pardonne de passer rapidement sur ces questions multiples et de traiter légèrement en apparence des doctrines qui ont eu le privilège de passionner beaucoup de membres de cette assemblée. Mais j'ai hâte d'en finir avec les hypothèses et me trouverai plus à l'aise quand j'aurai à discuter des documents précis.

Comme c'est particulièrement en Angleterre que s'est formulée d'abord cette opinion, que le choléra se propage par les eaux potables (1), il m'a paru nécessaire de rappeler la mémorable observation sur laquelle s'appuie cette doctrine.

L'histoire de cette épidémie de Broad-Street est doublement instructive : non seulement elle montre que c'est bien par les eaux potables que le choléra s'est propagé dans ce quartier de Londres, mais elle apprend pourquoi nos statistiques françaises ne laissent pas voir cette influence dans les épidémies qu'elles relatent.

Voici dans quelles conditions le mode de transmission dans Broad-Street s'est révélé :

Une statistique de la mortalité dans les différentes maisons avait été dressée ; le docteur Snow s'en servit pour marquer sur un plan de Londres, au moyen de lignes noires, les maisons atteintes par la maladie. Il résulta de ce travail, pour le quartier de Broad-Street, une tache irrégulière poussant des prolongements en divers sens et dans laquelle se voyaient des enclaves respectées par le fléau (carte n° 2). On chercha quelque temps à quoi correspondait cette figure bizarre et l'on découvrit que cette forme était exactement superposable à celle qu'affectait toute la canalisation d'une certaine pompe qui puisait dans la Tamise une eau suspecte de souillure. Quant aux maisons que le choléra n'avait pas atteintes, elles étaient alimentées d'eau par une autre canalisation. On a cité plus tard des exemples de passants atteints du choléra pour avoir bu dans Broad-Street de l'eau prise à la pompe malsaine ; une femme frappée du choléra dans un autre quartier de Londres pour s'être fait envoyer de l'eau de la pompe de Broad-Street.

(1) Nos collègues, MM. Noël et Henri Gueneau de Mussy, ont tous deux insisté sur le rôle des eaux de boisson contaminées dans la transmission des épidémies : le premier a signalé ce danger à propos du choléra lui-même ; le second, plus spécialement, en ce qui regarde la fièvre typhoïde.

Laissant de côté ces observations isolées, venues après coup et par conséquent suspectes, pour n'envisager que le document topographique et statistique, on peut dire qu'il constitue, à lui seul, la plus éclatante des démonstrations. — Non seulement il montre que les habitants qui buvaient d'une certaine eau étaient atteints de choléra, mais aussi il donne, à chaque instant, la contre-épreuve, en montrant que des voisins qui ne buvaient pas de cette eau restaient indemnes.

Cette statistique prouve même que dans l'épidémie dont elle retrace l'histoire, la contamination par l'eau était le mode dominant, le mode presque exclusif de transmission. En effet, les relations d'affaires, les échanges de visites, les soins donnés aux malades ont dû exister, dans les environs de Broad-Street comme partout ailleurs, entre voisins d'un même quartier, et pourtant ils ne paraissent pas avoir produit de contagion, car ils n'ont pas altéré sensiblement cette division si bien tranchée, de ceux qui, buvant l'eau contaminée, prenaient le choléra, et de ceux qui, buvant d'autre eau, échappaient à la maladie.

Mais pour que cette relation si frappante ait apparu, il a fallu, pour désigner les localités envahies par le fléau, donner à la statistique cette forme lumineuse que possèdent seuls les plans topographiques teintés.

Sans le secours de ces plans, on eût constaté peut-être, dans le quartier de Broad-Street, l'existence de ces foyers que nous désignons en France sous le nom d'épidémies de rue ou de maison, mais la vraie cause de la propagation de la maladie eût certainement échappé.

J'espérais trouver dans la grande quantité de documents adressés à l'Académie quelque chose d'analogue à la carte du docteur Snow, mais je fus déçu dans mon attente. Dans ces papiers mélangés et décomplétés, à peine rencontre-t-on quelques plans de villes ou de départements où a sévi le choléra ; mais alors il n'y a pas d'indication des lieux précis où se sont produits les décès, pas de mention de la nature des eaux que l'on buvait dans ces localités.

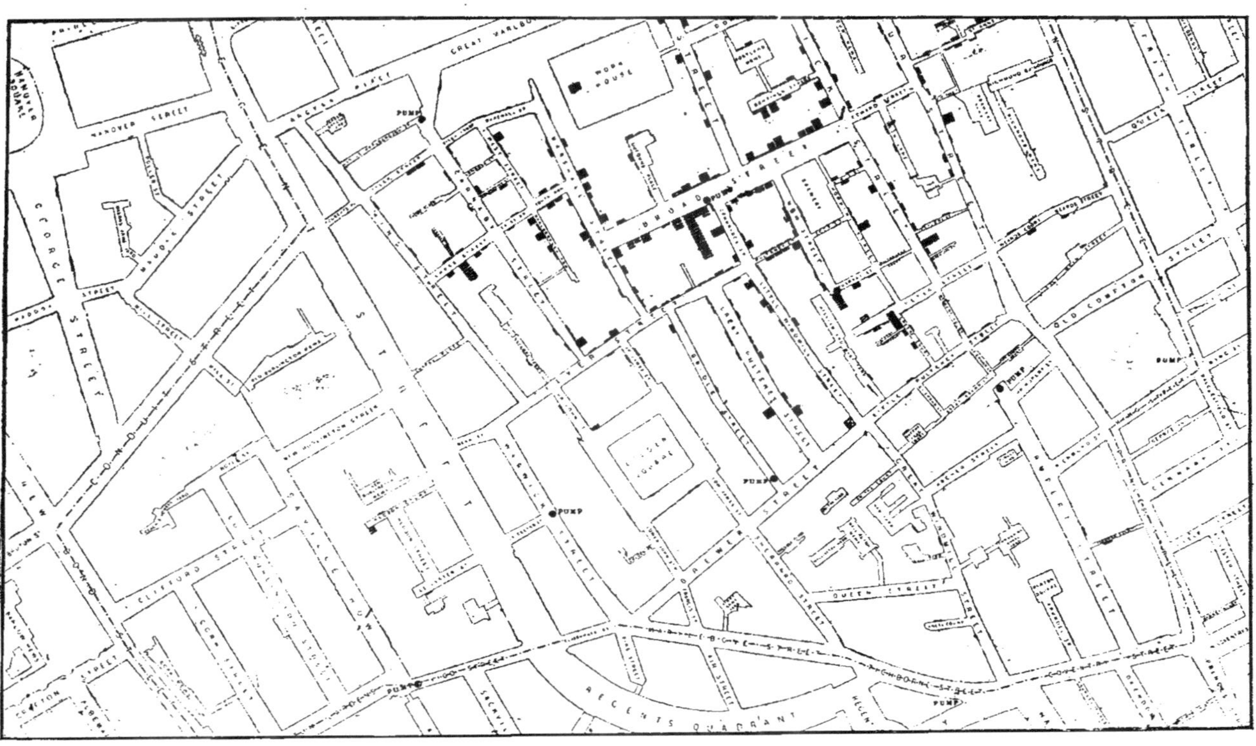

FIG. 2. — Foyer épidémique autour de la pompe de Broad Street, à Londres.

Après tout, il est facile de comprendre que l'attention des médecins n'ait pas été attirée sur ce mode de propagation du choléra avant que le hasard en ait révélé l'existence.

Je trouvai toutefois dans un ancien document sur l'épidémie de choléra en 1832 à Lille, un rapport fait par M. Brissez, officier de santé, sur la répartition de la mortalité dans l'arrondissement N.-E. de la ville. Sur un vieux plan de ce quartier, je pointai de mon mieux les endroits où des décès avaient été observés et j'obtins la carte n° 3, où l'on voit que la plupart des décès se produisirent dans le voisinage des égouts.

Il existait dans la ville de Lille en 1832 plusieurs égouts à très faible pente, quelques-uns sans écoulement, tous à parois non étanches. Ces égouts circulaient dans la ville, tantôt à ciel ouvert, tantôt sous tunnel.

L'un d'eux, nommé le Bequerel, était particulièrement fétide; on en a marqué le trajet sur la carte ci-jointe. Or, si l'on prend la note des décès cholériques observés à Lille dans l'arrondissement N.-E., on est frappé de ce fait signalé par l'auteur du rapport, que « sur 132 cas de choléra observés dans cet arrondissement, 122 se sont produits sur le trajet des égouts, soit 106 auprès du Bequerel et 17 auprès du canal de Paris; que les décès, au nombre de 68, ont tous eu lieu, sauf 4, près des canaux susdits ».

Est-ce aux émanations de ces canaux infects qu'il faut attribuer la mortalité si forte dans leur voisinage? Est-ce aux infiltrations de leur contenu dans les puits riverains? C'est la question qui restait à résoudre; j'avoue que j'inclinais fort vers la dernière supposition, mais les preuves étaient encore insuffisantes.

Il fallait d'abord savoir quelles eaux servaient à l'alimentation publique dans ce quartier de la ville. Grâce à l'obligeance du docteur Arnould, j'obtins les renseignements suivants:

« Quand on bâtit une maison à Lille, on creuse ordinairement deux trous : l'un sera la fosse d'aisances et l'autre le puits. Une nappe d'eau superficielle alimente le puits; elle est

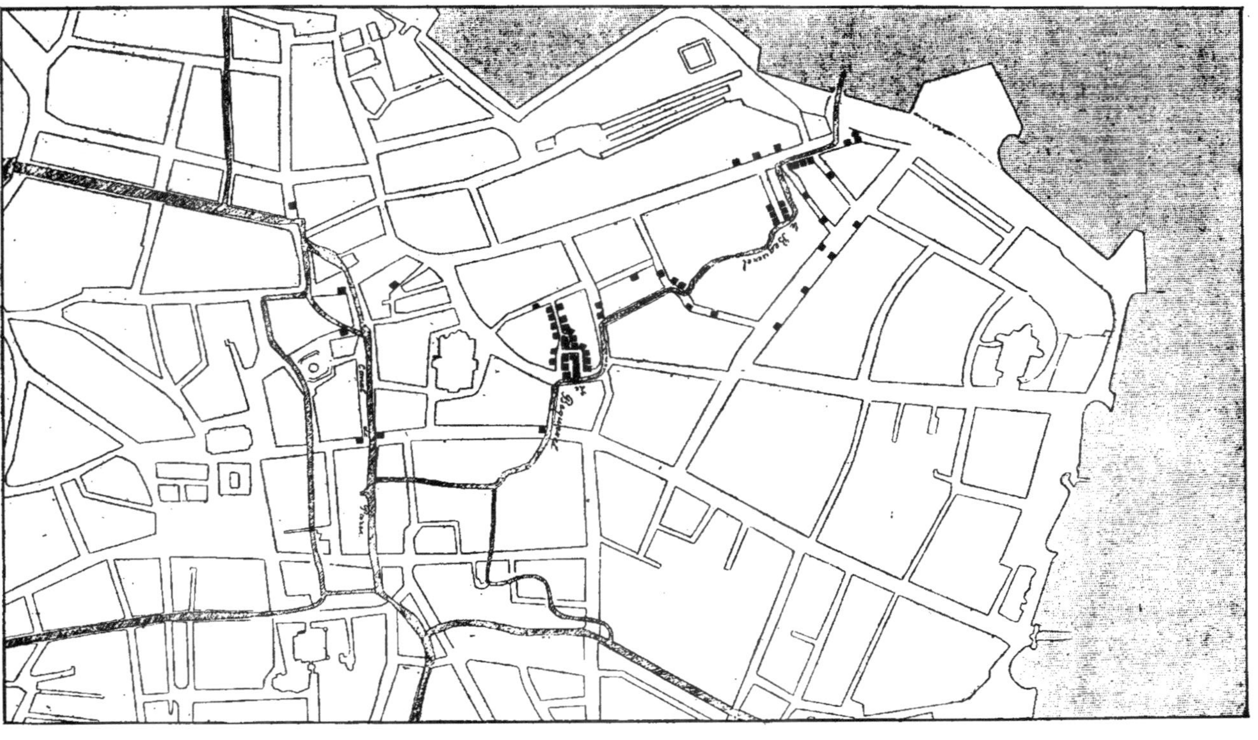

FIG. 3. — Foyers épidémiques le long des égouts à Lille.

exposée à toutes les infiltrations susceptibles de la souiller. » Or on vient de voir que les égouts ci-dessus mentionnés n'étant pas étanches, l'eau des puits situés dans le voisinage a donc été exposée aux contaminations par les matières cholériques.

Pour avoir un exemple plus concluant, il faudrait réunir les conditions que le hasard avait rassemblées dans l'observation de Broad-Street; trouver des renseignements complets sur l'épidémie dans une ville où les divers quartiers fussent alimentés en eaux potables par des canalisations de provenances différentes. On verrait alors si, à ces différences dans la nature des eaux, correspondrait quelque inégalité dans l'intensité de l'épidémie.

La Ville de Paris est pourvue depuis longtemps d'une telle canalisation. D'autre part, dans les documents que possède l'Académie, il se trouve une statistique de tous les décès produits dans chacune des rues de Paris pendant l'épidémie de 1849. Cette liste indique même le nombre des décès correspondant aux numéros pairs et aux numéros impairs. J'entrepris de pointer sur un plan de la ville tous ces décès dont la situation était spécifiée, et de rechercher ensuite quelle était la nature de l'eau distribuée dans chaque quartier.

Sur un plan de Paris correspondant à l'année 1849, je pointai avec de l'encre à transport chacun des décès au côté de la rue où il s'était produit. Il arriva que pour certaines rues la mortalité avait été si forte, qu'on ne pouvait y représenter le nombre des décès par un nombre égal de traits distincts. Je recroisais alors les premiers traits par un autre plus large, marquant ainsi que la mortalité avait atteint un chiffre inexprimable par le pointage sur un plan à échelle réduite. Pour les rues qui ne sont pas ainsi notées comme ayant eu une mortalité excessive, le nombre de traits correspond exactement à celui des décès observés.

En transportant ensuite sur des feuilles blanches les indications tracées sur le plan de la ville, j'obtins plusieurs exemplaires d'un plan dans lequel les rues sont dessinées par le nombre des décès qui s'y sont produits (carte n° 4). La plupart des grandes artères de la rive droite y sont nettement marquées, avec les rues qui en émanent. Plusieurs quartiers de la rive gauche y sont aussi complètement détaillés. Des espaces blancs s'observent sur ce plan ; ils correspondent aux places, aux jardins publics et au cours de la Seine. Enfin, sur certains points de la rive gauche, la mortalité cholérique ne se traduisait que par quelques taches disséminées et assez rares.

Il fallait déterminer la nature des eaux qui alimentent ces différents quartiers. Je crus un moment que cela me serait impossible ; mais, grâce à l'extrême obligeance de M. Mourot, ancien secrétaire de Belgrand, j'obtins cette précieuse indication. Il restait dans les bureaux de la Ville de Paris un exemplaire unique de la canalisation des eaux de Paris en 1850, c'est-à-dire pour l'année qui suivit immédiatement l'épidémie que j'étudiais. Un calque de cette canalisation me fut envoyé ; je le réduisis à l'échelle convenable et le superposai à la topographie des décès. Or il se trouve que la tache pâle observée sur la rive gauche correspond exactement aux quartiers alimentés par le puits de Grenelle et par la source d'Arcueil. Cette dernière source dut être mise hors de cause, car elle n'alimentait que des fontaines publiques; mais l'eau du puits de Grenelle, provenant d'une nappe profonde à l'abri de toute souillure, expliquait bien l'immunité relative des quartiers qu'elle alimentait.

Restait à savoir si l'Ourcq et la Seine, qui fournissaient d'eau potable les autres quartiers de la ville, étaient susceptibles de souillure par les déjections humaines. Les remarquables rapports faits par le Préfet de la Seine et par Dumas sur les eaux de Paris sont, à cet égard, pleins d'euphémismes : l'un constate que cette eau n'est pas d'une pureté irréprochable, l'autre qu'elle est indigne d'une ville telle que Paris.

Or il suffit de voir ce qui se passe sous nos yeux pour constater qu'en 1849 la Seine recevait de divers côtés les déjections humaines : d'abord celles de l'Hôtel-Dieu, puis tous les égouts de la Cité et de l'île Saint-Louis, qui ne peuvent se relier au réseau urbain, puis les nombreux égouts qui s'ouvrent dans la Seine sur toute la traversée de Paris, enfin l'eau des lavoirs publics amarrés sur la rivière. Or ce n'est pas seulement en amont de la ville que se puisaient les eaux destinées à l'alimentation publique. Eh bien, la Seine est relativement pure en comparaison de l'Ourcq dont l'eau, mélangée en diverses proportions avec celle de la Seine, est distribuée dans Paris.

D'après les renseignements qui m'ont été obligeamment fournis dans les Bureaux de la Ville, et dont l'exactitude est confirmée par les ouvrages de Belgrand, l'Ourcq, avant d'entrer à Paris, reçoit les immondices de La Ferté-Milon; elle est ensuite canalisée et porte un grand nombre de bateaux (flûtes d'eau) qui se rendent au bassin de la Villette ou en viennent. La navigation a une telle activité sur ce canal et ce bassin, que le port de la Villette vient en troisième ordre parmi les ports de commerce français, immédiatement après ceux de Marseille et du Havre. Cette population de mariniers souille le canal de l'Ourcq et le bassin (1); or c'est cette eau qui alimentait, en 1849, et alimente encore la plupart des quartiers de Paris, son niveau très élevé lui permettant d'atteindre, par sa seule pente, à certains quartiers où l'eau de Seine ne peut être élevée que par des machines.

Ainsi, malgré les conditions défavorables que présente une étude sur la propagation d'une épidémie dans les grands centres de population, la comparaison de la mortalité dans Paris avec la nature des eaux qui y étaient distribuées, montre que le choléra a été bien moins violent dans les quartiers alimentés par une nappe d'eau souterraine que dans ceux qui buvaient de l'eau de rivière.

Les rapports reçus par l'Académie ne contenant plus d'indications topographiques utilisables pour la continuation de

(1) Depuis 1849 on a déplacé la prise d'eau qui était en aval du bassin de la Villette et on l'a reportée en amont; de sorte que l'eau potable prise actuellement dans le canal de l'Ourcq peut être considérée comme un peu moins chargée de matières fécales que celle qu'on empruntait au bassin.

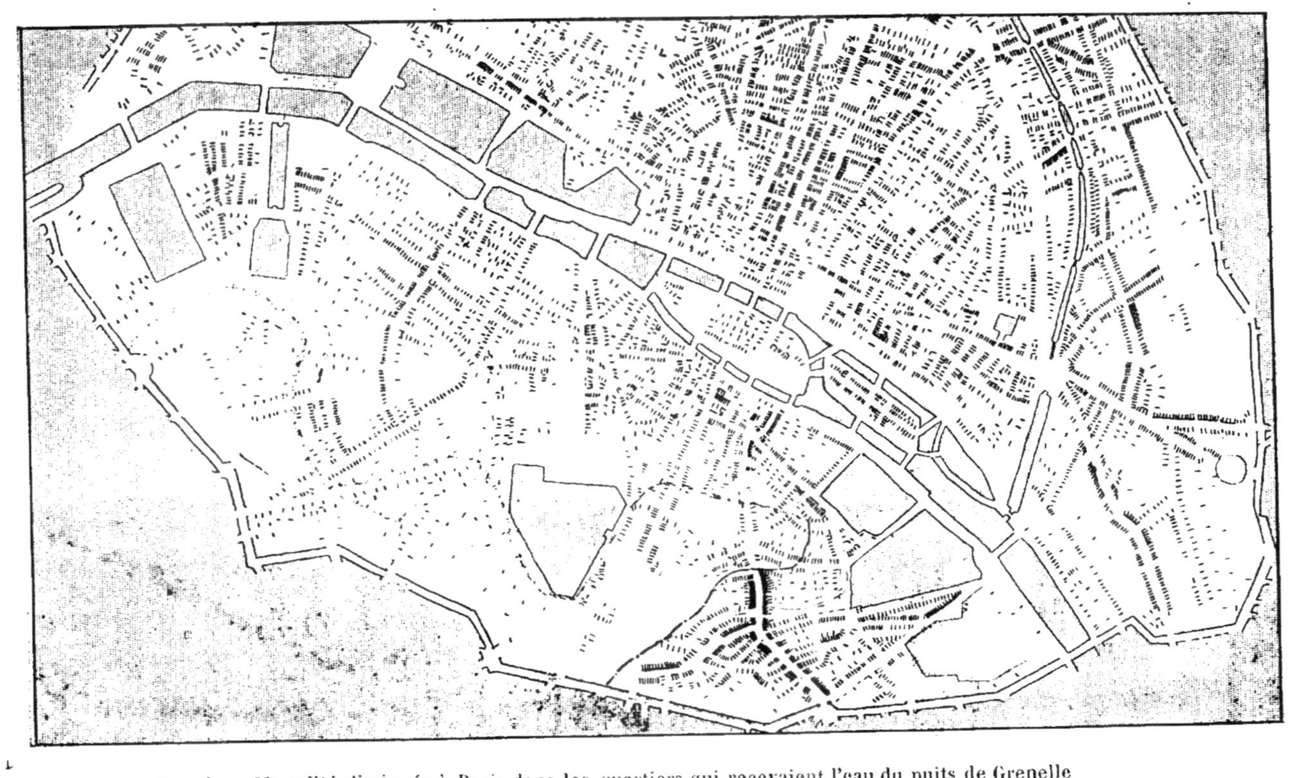

FIG. 4. — Mortalité diminuée à Paris dans les quartiers qui recevaient l'eau du puits de Grenelle

mon étude, je résolus d'y suppléer en cherchant comment la mortalité s'est répartie dans un pays dont la topographie m'est familière. Et j'ai eu la bonne fortune de trouver, relativement à ma ville natale, des renseignements statistiques assez complets ; même un petit plan de la ville de Beaune était joint au rapport sur la marche que le choléra y a suivie en 1849.

Il résulte des statistiques recueillies dans l'arrondissement de Beaune que cette ville est un remarquable exemple de propagation du choléra par l'eau de la petite rivière qui la traverse. Cette rivière, qui coule de l'ouest à l'est, traverse en tunnel le milieu de la ville en amont de laquelle, par une coutume aujourd'hui réprimée, elle recevait les déjections d'un grand nombre de maisons. Des puits nombreux communiquent avec cette petite rivière dont les eaux fort limpides ne se troublent même pas sensiblement par l'apport des ruisseaux qui circulent dans les rues. Plus bas encore, la rivière passe sous l'hôpital, dont le puits est ouvert dans la rivière elle-même. Au delà, ce cours d'eau reçoit les immondices de l'hôpital et sort de la ville en traversant un faubourg dont tous les puits reçoivent plus ou moins directement ses eaux.

Or, dans l'épidémie de 1849, Beaune a offert une mortalité générale d'environ *un pour cent* seulement de ses habitants ; le choléra y revêtit un caractère très grave, car les trois quarts des malades y succombèrent avec la forme algide et cyanique. L'Hôtel-Dieu, dont la situation vient d'être décrite, perdit 15 pour 100 de sa population flottante et sédentaire. Quant à la mortalité dans la ville, elle sévit d'une manière si inégale dans les différents quartiers, que le docteur Voillot, auteur du rapport, estime qu'elle a été *cinq fois et demie* plus forte dans le quartier qui avoisine la rivière que dans les autres parties de la ville.

Mais ce n'est pas tout ; suivons ce même cours d'eau : à cinq kilomètres de Beaune, il traverse un village nommé Comberteaux ; population, 210 habitants. Quand l'épidémie sévissait le plus fortement à Beaune, Comberteaux fut atteint à son tour; il y mourut dix-neuf personnes, soit 9 pour 100 de la population. Or le rapport signale que les crues de la rivière envahissent souvent les rues de ce village, entraînent les fumiers et souillent les puits. Enfin, tout autour de Beaune se trouvent un grand nombre de villages ; le choléra n'y fit vraisemblablement que bien peu de victimes, car il n'en est pas mention dans la statistique de l'arrondissement.

Ainsi, pour le seul point de la France où il m'ait été possible de suppléer par mes souvenirs aux indications topographiques absentes, je trouve que le cours d'une petite rivière dont les eaux étaient souillées par les riverains et employées par eux aux usages domestiques, a propagé la maladie avec une intensité et une gravité extrêmes.

Je me souvenais aussi qu'aux environs de Beaune, Meursault avait été fortement éprouvé par l'épidémie de 1849, et je savais que ce village est situé sur un cours d'eau qui traverse, en amont, plusieurs autres localités. Je me rendis donc à Meursault, pour essayer d'y retrouver les traces de l'épidémie. Le secrétaire de la mairie possédait la liste des 103 décès qui se sont produits dans l'épidémie de 1849 ; il me donna communication de cette liste, sur laquelle sont indiqués nominativement tous ceux qui succombèrent ; leurs noms sont classés dans l'ordre de succession des décès. Un calque du plan cadastral me fournit la topographie du village et la position du cours d'eau. Enfin on fit appel à deux anciens habitants du pays, qui se chargèrent d'indiquer sur le plan la maison habitée par chacun des décédés. Grâce à l'heureuse mémoire de ces deux hommes, presque tous les décès purent être pointés sur la carte du village, ainsi qu'on le voit dans le plan ci-contre (carte n° 5).

Au premier abord, la répartition des décès sur cette carte réduite à une trop petite échelle ne semble soumise à aucune règle ; mais les renseignements donnés sur la nature des eaux employées par les habitants explique la formation de certains foyers.

Il résulte de cette enquête rétrospective que le village de Meursault, dont la population était de 2259 habitants, eut une mortalité de 103 individus, soit 4,55 pour 100 de la population ; que, dans ce pays, les puits étaient rares et que beaucoup d'habitants puisaient l'eau dans la rivière pour les usages domestiques; que, notamment, toute la région qui occupe les parties nord-ouest du plan et où la mortalité a été grande s'approvisionnait d'eau à la rivière, parce que les maisons étaient trop éloignées du puits de *l'Orme*, le seul qui existât dans cette partie du village ; que les alentours de certains puits ont été préservés de l'épidémie; que la maison la plus fortement atteinte (elle a présenté sept décès de choléra) était sur la rivière même, et que l'unique maison qui l'avoisinait, et qui était comme elle sur la rivière, eut deux morts par le choléra; que dans plusieurs puits du village l'eau était mauvaise (puits *punais*, suivant l'expression du pays). Enfin l'opinion que la souillure des eaux potables n'était pas étrangère à la propagation du choléra était assez répandue dans le pays pour que le maire ait saisi avec empressement la première occasion de doter son village d'eau de source. Aujourd'hui, une canalisation spéciale amène dans le village des eaux captées dans la montagne et distribuées par un grand nombre de bornes-fontaines. Cette nouvelle distribution des eaux date de 1863.

Assurément, l'inspection du plan montre que certains foyers épidémiques se sont produits loin de la rivière, mais la prédominance des décès au voisinage de celle-ci est manifeste. D'ailleurs, on manque de renseignements précis sur la qualité des puits dans les quartiers éprouvés par l'épidémie. Et si l'on considère que les eaux de boisson ne sont pas la seule voie de transmission des germes cholériques, on ne sera pas trop exigeant pour une enquête faite à trente-cinq ans de distance et, par conséquent, dans des conditions éminemment défavorables.

Quant à la contamination des eaux de la rivière par les déjections humaines, je n'ai pu savoir si elle s'était produite dans les pays que ce cours d'eau traverse avant d'arriver à Meursault; mais, dans le village même, les habitudes des riverains suffisent à l'expliquer. Le jour où je visitai cette localité, des maçons construisaient, à l'usage des blanchisseuses du lavoir, une fosse d'aisances. Cette fosse, d'une assez faible capacité,

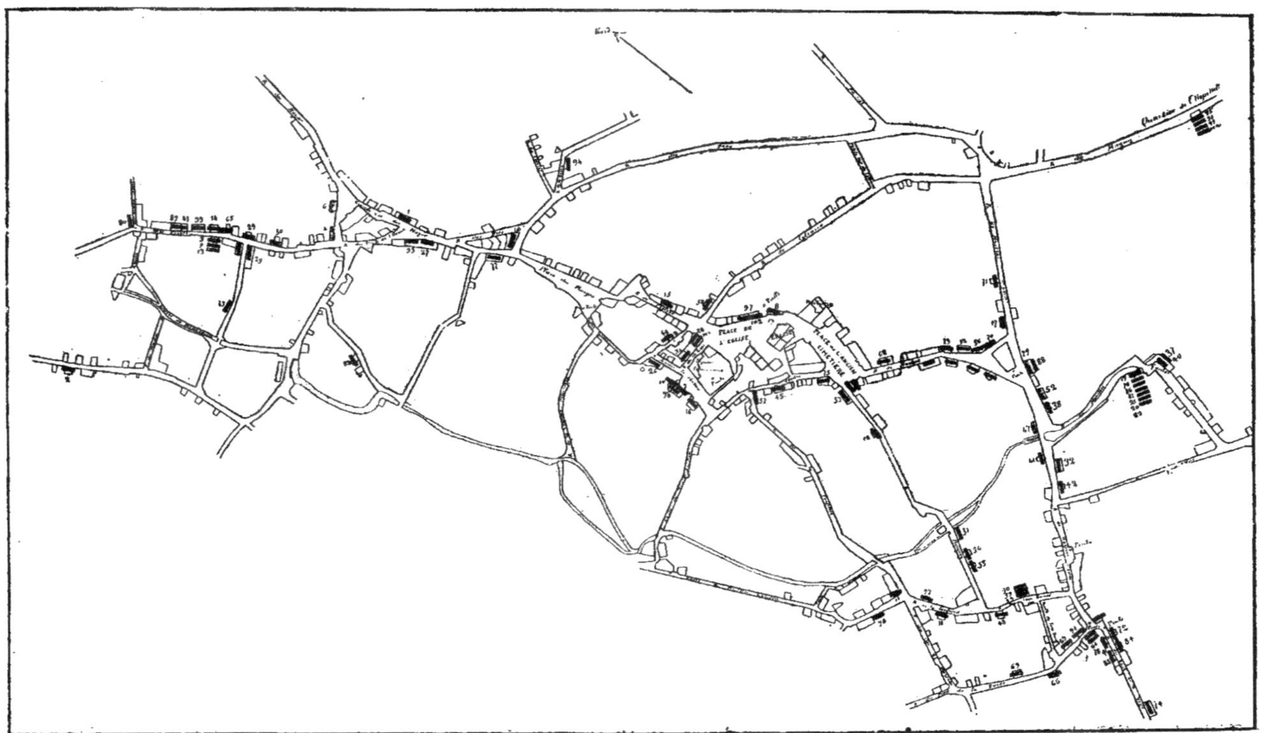

FIG. 5. — Plan du village de **Meursault** avec la répartition de la mortalité en différents foyers.

présentait à la partie supérieure une ouverture donnant dans la rivière. Le maître maçon, à qui je faisais remarquer les inconvénients de cette disposition, me répondit simplement que, cette ouverture étant placée en haut de la fosse, les liquides seuls iraient à la rivière avec l'eau du lavoir.

Un autre village du même département, où je passe ordinairement quelques jours en automne, l'Abergement-les-Seurre, me fournit l'occasion d'une recherche analogue. Ici, plus de cours d'eau important, mais des puits à fleur de terre ; l'eau est retenue par un banc d'argile qui s'étend partout sous une mince couche végétale. Dans ce pays, le fumier est presque toujours contigu au puits où l'on prend l'eau, et ce fumier est l'unique réceptacle des immondices de la maison. Cette coutume, si fréquente dans un grand nombre de villages, implique la possibilité de la contamination des eaux. L'épidémie, à l'Abergement-les-Seurre, procéda par groupes de maisons disposées autour d'un puits commun, mais il ne me fut pas possible de suivre dans le passé les conditions dans lesquelles purent se former ces foyers épidémiques.

Dans les différentes observations que je viens de rapporter, on trouve des formes variées de contamination des eaux potables, et, en correspondance avec ces formes, des foyers épidémiques de caractères différents : Vastes surfaces jonchées de morts quand une canalisation y distribue des eaux souillées par les déjections cholériques; enclaves de faible mortalité pour les quartiers alimentés d'eau pure ; épidémies de rues le long d'égouts dont le contenu infect s'infiltre dans les eaux potables; groupes de maisons atteintes autour d'un puits contaminé, ou le long d'un cours d'eau dont on peut suivre l'influence dangereuse tout le long de son parcours.

Dans ces observations, qui ne portent pas sur des localités choisies, mais sur celles que le hasard m'a présentées, la transmission du choléra par les eaux souillées ne se montre-t-elle pas avec une évidence suffisante, et ne voit-on pas que ce mode de transmission prédomine sur tous les autres, puisqu'il règle, presque à lui seul, la place où se développeront les foyers épidémiques?

Et si l'on considère que ces observations ont été recueillies dans des conditions mauvaises, avec des documents incomplets, souvent d'après des souvenirs, ne doit-on pas espérer que les recherches futures, dirigées sur des points soigneusement spécifiés, seront bien plus fructueuses? Aussi dois-je exprimer à l'Académie toute ma reconnaissance de ce qu'elle a accueilli ma proposition de faire une nouvelle enquête sur l'épidémie actuelle de choléra en France.

En attendant les lumières qui nous viendront certainement de ce côté, j'ai saisi une occasion favorable pour me renseigner sur l'invasion récente du choléra en Italie.

M. Stassano, délégué par le gouvernement italien pour étudier le choléra sur la côte ligurienne, vient de m'adresser les renseignements suivants recueillis à la Spezzia et à Gênes :

« A la Spezzia, le choléra fut importé par un navire de la marine italienne, la *Città di Genova,* qui rapatriait des ouvriers italiens fuyant Marseille. Une femme qui lavait le linge des passagers de ce bateau fut prise du choléra et mourut en quelques heures. Ce décès fut suivi de plusieurs autres portant également sur des blanchisseuses; on les tint secrets pour ne pas alarmer la population; mais, deux jours après une pluie torrentielle, quelques cas de choléra apparurent dans la ville. La nuit suivante, une vingtaine de décès se produisirent en quelques heures; une partie de la population émigra, et, pendant trois ou quatre jours, l'épidémie sembla s'atténuer. Au bout de ce temps, un retour de la pluie produisit une recrudescence nouvelle du fléau : quarante décès furent comptés en un jour, sur une population fortement diminuée par l'émigration. Depuis lors, chaque retour de la pluie amena une recrudescence du choléra; mais ces retours de la maladie devinrent de moins en moins intenses et les derniers furent très peu sensibles. Aujourd'hui, le choléra semble avoir disparu de la ville. »

Quant aux renseignements complémentaires que je désirais

le plus connaître, la répartition topographique des morts dans la ville, et le régime des eaux qui alimentent les divers quartiers, ils n'ont pu m'être fournis. Je sais seulement que la Spezzia possède une canalisation d'eaux pures et que, d'autre part, des cours d'eau la traversent, cours d'eau qui reçoivent les produits de quelques fosses d'aisances et dans lesquels on lave le linge en certains endroits. L'avenir complétera sans doute ces renseignements bien insuffisants encore malgré les détails importants qu'ils renferment.

La description que je reçois de l'invasion du choléra à Gênes est fort courte, mais beaucoup plus probante relativement à l'influence des eaux.

« Une semaine avant d'apparaître à Gênes, le choléra régnait dans les environs, et en particulier à Bussola, petit village situé sur une rivière, la *Scrivia*. C'est là que les femmes de Bussola viennent laver leur linge. Or, en cet endroit même, existe une dérivation de la Scrivia qu'on nomme le conduit Nicolaï; cette canalisation est destinée à fournir de l'eau potable à la ville de Gênes. Le choléra fit dans la ville un assez grand nombre de victimes, et, au bout de quelques jours, l'alarme était déjà grande, lorsqu'on ferma le canal Nicolaï; dès lors, il se produisit une amélioration sensible, et l'on s'attend à voir très prochainement l'épidémie disparaître de Gênes. »

Je répéterai donc en terminant : En attendant que les documents topographiques sur le mode de propagation du choléra puissent être recueillis dans des conditions favorables, on a le droit, dès maintenant, d'affirmer que, parmi les influences multiples qui peuvent transmettre la maladie, il en est une qui, par son intensité, domine toutes les autres, c'est la souillure des eaux livrées à l'alimentation publique. Assurer, dans chaque localtié, la pureté des eaux potables devra être la première préoccupation des hygiénistes, le premier devoir de l'administration. (*Applaudissements répétés.*)

NOTES COMPLÉMENTAIRES

Quelques explications sont nécessaires pour donner à la carte n° 4 toute sa signification. La partie de la rive gauche alimentée d'eau par le puits de Grenelle présente encore, dans certaines rues, une mortalité assez forte. Dans ces rues, quelques canalisations d'eau de Seine et d'Ourcq cotoyaient celles du puits de Grenelle.

D'autre part, on voit, dans la région sud-est de Paris, une ligne formée de traits et de points ; elle indique la limite qui sépare les eaux du puits de Grenelle de celles de Seine et Ourcq. Cette ligne coupe la rue Mouffetard à sa partie supérieure. Or, d'après la statistique de l'épidémie de 1849, la forte mortalité ne se serait produite dans la rue Mouffetard qu'à partir du n° 42, c'est-à-dire à partir de l'endroit où l'eau du puits de Grenelle cessait d'alimenter cette rue.

Depuis la lecture de ce mémoire, des faits nouveaux se sont produits qui confirment l'opinion que les eaux souillées par les déjections cholériques sont la voie principale de transmission du choléra.

M. le docteur de Villiers a lu devant l'Académie un rapport sur la marche de l'épidémie à Bessèges. Un mineur habitant une maison très excentrique du village a été le premier atteint du choléra, mais immédiatement après lui la maladie frappa la blanchisseuse qui avait lavé le linge de cet homme et tout autour de la maison de la blanchisseuse un foyer cholérique se forma.

La récente invasion du choléra à Yport montre encore que c'est après qu'on eut lavé du linge suspect dans un cours d'eau que l'épidémie éclata dans le village.

Il m'a semblé important de signaler ces faits, pour que les municipalités et le public lui-même prennent les mesures nécessaires pour empêcher que de pareils accidents se reproduisent en d'autres localités.

BOURLOTON. — Imprimeries réunies, A, rue Mignon, 2, Paris.

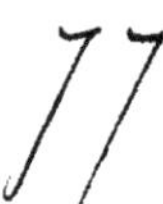

www.ingramcontent.com/pod-product-compliance
Ingram Content Group UK Ltd.
Pitfield, Milton Keynes, MK11 3LW, UK
UKHW021029260726
13994UKWH00005B/2035